**DIÁLOGOS COM
ALMAS VEGETAIS**

Yarimã Tlahpaliani
textos e ilustrações

DIÁLOGOS COM ALMAS VEGETAIS

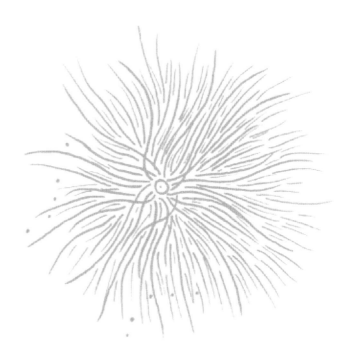

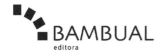

Copyright © 2024 Yarimã Tlahpaliani

Todos os direitos reservados. Nenhuma parte deste livro pode ser reimpressa ou reproduzida ou utilizada de qualquer forma ou por qualquer meio eletrônico, mecânico ou outro, agora conhecido ou inventado no futuro, incluindo fotocópia e gravação, ou em qualquer sistema de armazenamento ou recuperação de informações, sem permissão por escrito dos editores.

Coordenação Editorial
Isabel Valle

Revisão
Leila Mirtes

ISBN 978-65-89138-52-5

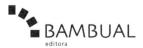

www.bambualeditora.com.br
conexao@bambualeditora.com.br

Olhe só para as plantas
em baixo do sol, em baixo da chuva
em pé na seca, em pé na nuvem.
Um dia
quero ser forte assim.

DEDICATÓRIA

À mãe natureza, que criou tantos remédios na Terra.

Aos quatro elementos e à ciclicidade da roda da vida.

À avó Lua, que me disse: *É compartilhando que se recebe.*

Ao cerrado, à mata atlântica, à floresta amazônica e a todo o solo de Abya Yala.

Aos espíritos das montanhas e dos rios.

À minha avó Iracema, minha primeira inspiração.

À Rita, que me abriu o universo das plantas aromáticas.

À Adriana, que me ensinou a colocar a mão na terra.

À Escola de Espagiria, presente diariamente em minha vida através de suas medicinas.

À minha família e amigos, pelo incentivo e nutrição.

SUMÁRIO

11 O CHAMADO DAS ERVAS

15 A ESCUTA

19 MENTA

23 ALECRIM

27 GERÂNIO

31 PALMA ROSA

35 LAVANDA

41 MELALEUCA – TEA TREE

45 VETIVER

51 PATCHOULI

55 SÁLVIA

59 ARRUDA

63 ARTEMÍSIA

67 CRAVO

71 CANELA

77 YLANG-YLANG

81 MANJERICÃO

85 CIPRESTE

89 ORÉGANO

93 SUCUPIRA

97 EUCALIPTO

101 PIMENTA ROSA

105 LARANJA DOCE

111 ANIS ESTRELADO

115 MANEIRAS DE SE RELACIONAR COM AS ERVAS AROMÁTICAS

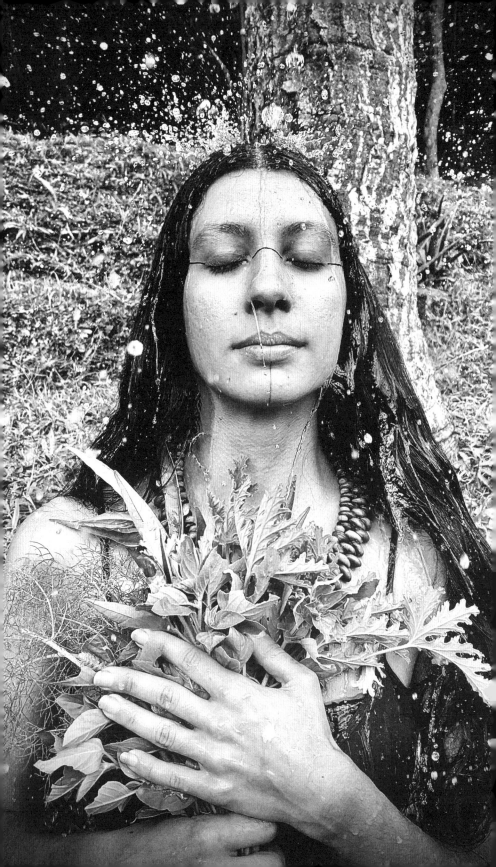

O CHAMADO DAS ERVAS

Construir autonomia no campo da saúde é essencial para nos libertarmos do tempo da saúde industrial. Quero dizer, a autopercepção do próprio corpo e da sintomatização das emoções, unida de conhecimento das tantas variadas medicinas da natureza, nos devolve a capacidade que temos de curar a nós próprios. O tempo da saúde industrial retirou essa nossa autopercepção e autonomia, ao ponto que precisamos que os outros nos diagnostiquem e nos digam o que tomar a cada pequena alteração em nosso organismo. As doenças deixaram de ser professoras e passaram ser buracos facilmente tampados com algum remédio alopático da farmácia. Não nos ensinam mais a ouvir o que a doença está nos pedindo, basta calá-la ou encontrar alguma explicação científica reducionista para que ela não tenha mais a profundidade que carrega. A indústria alopática fecha as escolas existentes em nosso próprio corpo.

Por outro lado, possuímos um extenso reino vegetal medicinal, completamente vivo e diversificado, capaz tanto de nos curar quanto de nos ensinar a não adoecer novamente. Capaz de nos mostrar que os desequilíbrios na saúde não são acontecimentos isolados, e sim, são como uma teia de aranha muito bem desenhada, em que a aranha somos nós mesmos – pois somos os responsáveis centrais de nossa saúde.

Praticar a comunicação com as plantas medicinais é poder compreendê-las a partir da experiência. Alguém pode te dizer que a erva doce é sonífera, mas é somente quando você toma seu chá e sente o efeito em seu corpo que a comunicação está presente.

Quando comecei a escrever esse livro, em 2019, após longos períodos de tratamento, observação e escuta de algumas destas plantas aromáticas, passei a considerá-las companheiras de vida. O tempo juntas se aprofundava e eu podia conhecê-las cada vez mais. Passei a perceber a relação entre semelhança e distinção: quais se parecem comigo e quais carregam minha oposição. E considero que ambas são maneiras de nos curarmos. Às vezes, pela semelhança, encontramos força para sermos quem somos e acolher nossa essência. Já pela oposição, encontramos os novos formatos de ser e os impulsos para nos transformar. Algumas nos levam de volta para nossa casa pelo simples fato de serem de fácil convivência, e outras nos levam para novas perspectivas de sentir e agir.

Esse livro é um convite para a autonomia no diálogo com as almas vegetais: aqui compartilhei minha interrelação com esses 22 espíritos vegetais e há o que pode ser comum a você ou não. O convite é para criar sua própria relação com as plantas e observar como cada uma delas se relaciona intimamente com você. O mágico é perceber que, conforme essa relação vai se criando, uma farmácia pessoal é igualmente co-criada.

Deixo aqui meu enorme agradecimento a natureza, à todas as professoras e professores que me ensinam suas experiências com as almas vegetais, à minha família e amigos, por me apoiarem nesse processo de escrita e compartilhamento de saberes. Agradeço Cristiana Seixas e Juliana Nabuco pelo apoio criativo. E uma gratidão especial a minha avó materna Iracema que foi quem me introduziu no universo das ervas medicinais, a partir de seu quintal e sua perspectiva indígena em se relacionar com as plantas.

A ESCUTA

Coloquei a cabeça debaixo da queda de uma cachoeira. O som da água era tão alto que não ouvi mais nada além dos meus pensamentos escorrendo: eles pareciam finalmente estar se desmanchando. De olhos fechados, o batimento do meu coração estava ali, querendo me dizer muitas coisas. E eu finalmente estava preparada para ouvi-lo.

Quem abriu a porta das plantas medicinais na minha vida foi uma resina:

Vem comigo, é hora de se lavar.

Eu tinha dezenove anos quando uma amizade me presenteou com uma espécie de extrato de Breu Branco para que eu tomasse. Nessa época, meu caminho estava cada vez mais embaçado – o curioso é que nessa época eu não largava os óculos escuros, pois não permitia que ninguém olhasse diretamente nos meus olhos. Pois bem, foi direto neles que o Breu Branco atuou. Quebrou as lágrimas que haviam petrificado minha visão e a sensação era de uma cachoeira correndo pelo meu corpo, lavando todo meu espírito.

O Breu Branco, ou Amescla, é uma resina excretada da árvore *Protium Heptaphyllum*. Escorre do tronco como lágrimas. Seu cheiro é de água fresca, de elevação espiritual. É justamente esse o trabalho do Breu Branco: colocar as emoções em movimento feito rio. Identificar em nossos igarapés internos quais estão poluídos e limpá-los até a transparência. Até ser capaz de enxergar os fundos.

É muito importante saber qual a profundidade dos nossos igarapés, conhecer quais curvas são rasas e quais são profundas, ainda que mudem de aspecto conforme as chuvas. Essa resina nos ensina que nossas águas internas precisam estar limpas para que sejam potáveis para nós mesmos.

É impressionante poder nutrir-nos das nossas próprias águas. Há uma sede de profundidade em nós, humanos, que pode ser muito bem saciada com nossas emoções, quando essas se encontram em estado de fluidez.

Fui conhecendo as plantas, principalmente, a partir da minha relação pessoal com elas; e também buscando ouvir e observar como outras pessoas ao meu redor – parentes e amigos – também se relacionavam. Entre diferenças e pontos em comum, um diálogo com a alma vegetal se abre para muito além da análise e da categorização. São seres com personalidades. A forma como as plantas se comunicam comigo pode ser diferente da forma como elas se comunicam com você. Também são seres de múltiplas atuações que, quando entram em nosso corpo, o vasculham, como uma espécie de raio X, para saber qual é a necessidade do nosso organismo naquele momento.

Meu estudo nos últimos anos se guiou mais especificamente nas plantas que tem aromas, ou seja, moléculas de óleos essenciais, que através de nosso olfato são capazes de atuarem diretamente no corpo emocional, que é o nosso sistema límbico. Trago nessa seleção alguns depoimentos anônimos e anotações realizadas durante esses últimos anos.

Escolhi abrir essa seleção de ervas aromáticas com a Menta, que é regida por Mercúrio: um planeta relacionado à comunicação, a palavra e ao pensamento, tendo em vista que vou utilizar muito destes princípios para discorrer sobre os efeitos de cada planta.

MENTA

Mentha piperita

A menta auxilia a organizar nossos pensamentos para que possamos expressá-los com clareza. A vibração com que saem as palavras de dentro de nós é o que define se elas serão escutadas ou não. Se os pensamentos estão densificados ou bagunçados, será mais difícil que as palavras alcem voo. Mas quando encontramos clareza na mente, comunicamos melhor aquilo que desejamos. A menta doa asas às nossas palavras com seu aroma fresco e leve.

Seu aroma nos relembra da importância de cuidar do nosso Ar interno, que está em maior quantidade em nossa respiração. A voz, a palavra, a respiração e o pensamento formam um quarteto que trabalham integralmente juntos, com a função de fazer a boa troca de mensagens entre o

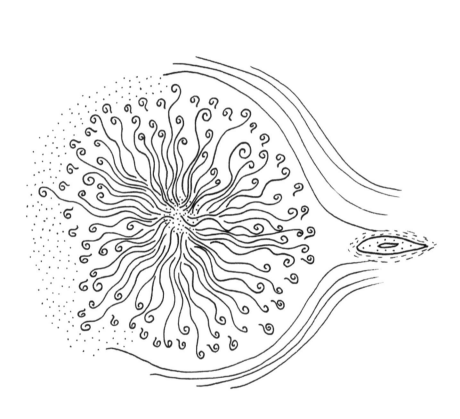

mundo interior e o exterior. Esse quarteto regido pelo Ar precisa estar em constante movimento e circulação e a Menta é uma grande auxiliadora nisso.

Algumas vezes enxergo a Menta como a criança que está na fase de descobertas e anseia sempre buscar uma novidade. Nem sempre ela se aprofunda naquilo que acaba de encontrar ou conhecer, pois a graça está na busca e no movimento. Sendo assim, a Menta pode auxiliar às pessoas demasiadamente apegadas: ainda que possuam a capacidade de mergulhar e se profundar em uma única questão, o apego se torna um limitador, impedindo que elas olhem o horizonte e explorem novas possibilidades. A longo prazo, esse comportamento pode gerar resignação e logo se percebe, através da fala desse indivíduo, uma voz densa, como uma flecha apontada para o chão. Os pensamentos giram em torno de temas restritos e repetitivos e há um profundo temor do que é novo.

Por outro lado, também percebo a Menta como uma intelectual, filósofa e oradora. Como uma excelente contadora de histórias – que mesmo em um trágico conto consegue tirar boas risadas dos ouvintes – ela tem a consciência de que tudo é tão passageiro que não vale a pena se desesperar e se entregar a um sofrimento desmedido. É por isso que para muitos é um aroma da Alegria. Pois, em verdade, ela tira o peso do viver trágico e vitimista e transforma a vida em uma busca de experiências.

Estar entre pessoas é fundamental para a Menta. Viajar é sua atividade predileta, pois envolve toda a novidade necessária para alegrá-la. Por fim, todas as atividades relacionadas ao elemento Ar podem se conectar com a Menta.

É importante ressaltar o aspecto de sua natureza fria, que atua muito bem sobre emoções abrasivas: raiva, irritabilidade, impaciência, rispidez, agressividade, reatividade etc.

A Menta diz:

> *Coloque-se do lado de fora de si mesmo. Qual música você escuta sair de você neste instante? Ela representa o vento que circula dentro de você.*

ALECRIM

Rosmarinus officinalis

O aroma do Alecrim, tão leve, fresco e canforado, pode ser comparado com o cheiro de um campo verde e aberto, ou com o frescor de um banho de mar. *Rosmarinus*, seu nome em latim, em que *ros* significa orvalho, e *marinus* significa mar. Um orvalho do mar. Sua potência está em renovar as energias e aliviar as tensões acumuladas. Em primeiro instante, o Alecrim pode proporcionar um enorme relaxamento, tanto a nível mental quanto muscular. Depois, alimenta o corpo de vitalidade.

Gosto de dizer que o Alecrim é aquele convite para "ir lá fora tomar um ar fresco". Essa é sua forma de revitalização, pois ele relembra que a natureza é a maior fonte de abastecimento e recarga de energia vital. Mas esse convite

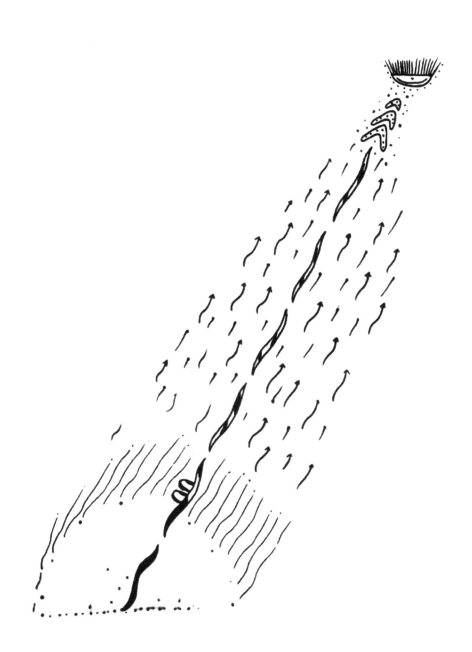

do Alecrim vai muito além de sair de um ambiente fechado e ir para o céu aberto. É sobre sair dos lugares internos que são abafados, de emoções que não circulam, de pensamentos repetitivos. Esta é uma ótima erva aromática para quando se vive apoiado nas ideias de segurança e conforto, se agarrando ao mundo material, nas relações, no trabalho, aproximando de se tornar uma pessoa pegajosa ou obsessiva. O Alecrim vem e diz:

Solte!

Ele ensina a retomar um estado que eu chamo de "selvagem passivo" – que é sobre saber viver no estado da natureza em que nada se controla e que se aceita o percurso livre da vida, das relações, dos acontecimentos. São as qualidades do elemento Ar tão marcantes no aroma do Alecrim. Olhá-lo de fora é ter a impressão de que é um tremendo desapegado! É assim que ele sabe voar, se aventurar, virar as páginas da vida com facilidade e escrever sua história com alegria.

O Alecrim pode ser considerado um espírito em eterna juventude – a jovialidade não tem idade, ela é um estado do ser. Podemos ser jovens independentemente da fase de vida que estivermos.

Com seu aroma, nos convida a relembrar que não importa se a infância foi cheia de brincadeiras e de cores, se houve momentos duros e difíceis ou se foi preciso amadurecer muito cedo – a criança permanece viva dentro de cada um. Essa criança precisa ser cuidada, receber atenção, ser ouvida. Muitos congelam suas crianças internas no passado e se enganam ao considerar que isto é o amadurecimento.

No entanto, pessoas que se alimentam constantemente de memórias antigas – a nostalgia crônica –, junto do sentimento de "bom tempo da infância que não volta mais", costumam ter sua criança interna distante, em um lugar escuro. Assim como no estado melancólico.

O Alecrim, por ser uma planta solar, lança seus raios de calor e luz em direção a esse bloco de gelo em que está a criança interna. Nunca é tarde para doar alegria para essa pequena – que na sua inocência compreende que a vida é passageira.

> *A vida é um filme, vá criar boas cenas e memórias.*
> *Seus olhos são a câmera de sua alma, vá captar as*
> *belezas do mundo* – diz o Alecrim.

A alegria que essa planta proporciona não é superficial, pois ela não faz o rosto sorrir se o coração não estiver sorrindo. Considero que a vida é um equilíbrio entre momentos de flexibilidade e outros de resistência, e o Alecrim é aquele que tira a casca dura, que já está envelhecida, e traz flexibilidade à tona.

GERÂNIO

Pelargonium graveolens

Gerânio mora dentro do silêncio: lugar em que sonhos, memórias e desejos ocultos também habitam. Ele entende que os filhos da Terra precisam sonhar para saírem do modo de vida automático. Não apenas o sonho que acontece enquanto se dorme, mas também o sonho que se cria acordado e nos convida a caminhar em direção a ele. Recuperar o contato com o mundo dos altos sonhos é necessário. Se somos seres capazes de, constantemente, gerar vida e criações no mundo, qual seria a etapa anterior do criar, se não o imaginar? Gerânio é o nascimento de um sonho, é a ideia latejando vida. É a viagem ao Céu para buscar a inspiração, e retornar à Terra de mãos preenchidas.

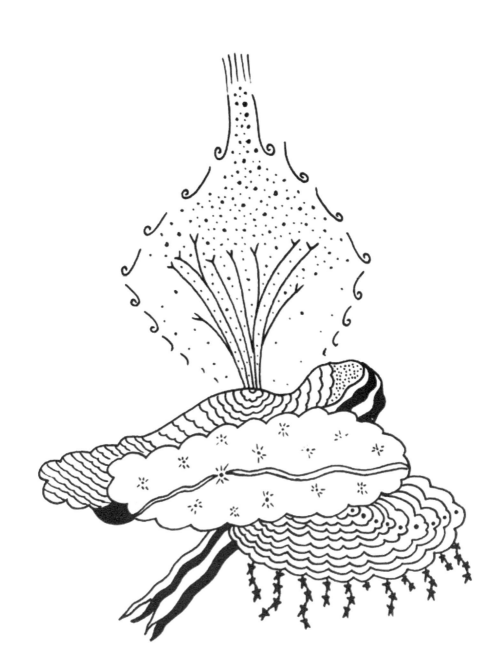

Gosto de dizer que Gerânio mora e descansa sobre nuvens. Com seu ar e sua água, ele lembra da importância de flutuar para encontrar a leveza. Nesse lugar tão sutil estão os sonhos deixados para depois. Talvez porque foram julgados de excessiva idealização, talvez porque não se podia sonhar tão alto e era necessário "pôr os pés na terra". No entanto, este lugar dos sonhos hospeda as setas que indicam qual direção seguir, e deveria ser visitado e revisitado diversas vezes.

O aroma desta erva nos ensina sobre merecimento. Ótimo para as pessoas que, quando recebem elogios, tentam negá-los, pois não conseguem se parabenizar interiormente. Aqui percebemos que o excesso de autocrítica fecha espaço para o recebimento. Como acolher esse lado tão doador, que ajuda tudo e todos, mas não recebe o que espera?

Mas é necessária certa atenção: Gerânio vai em direção àquelas tendências em se doar demasiadamente. Quem doa tudo de si, não abre espaço para receber, e ainda é capaz de viver com uma sensação de insuficiência no peito, pois sempre acha que poderia ter dado mais, ter feito melhor.

Gerânio oferece o conselho:

> *Primeiro você nutre a si mesmo, para depois nutrir o outro em seu melhor estado. Assim evita entrar em débito consigo mesmo e recupera o estado de dignidade.*

Gerânio abre percepções e lugares novos no coração disposto a amar. É um amor observador que se expande para ser capaz de admirar as pequenas belezas ao redor. Pois seu aroma, além de desacelerar nosso ritmo interno, traz maior sensibilidade e sutileza.

Encaixa muito bem para aqueles que são ansiosos, apressados, irritados e acham que o tempo passa depressa. Essa aceleração interna dificulta a capacidade de amar, pois os motivos para tal acabam passando despercebidos. Também se encaixa para os corações endurecidos, que há muito tempo não se banham no lago dos sentimentos. Gerânio relembra que sentir nossas emoções, mesmo que em estados imaturos ou desconhecidos, é tão importante quanto respirar. Sentir é uma maneira de se manter no momento presente.

PALMA ROSA

Cymbopogon martinii

Provavelmente, o amor é uma das palavras mais usadas ao longo da história da humanidade, mas será que sentimos amor na mesma medida que falamos sobre ele? Nós, humanos, idealizamos o Amor: estamos aptos a amar e ser amado desde que seja em "circunstâncias ideais". Desde que as relações correspondam a todas nossas expectativas, desde que tragam apenas o que queremos receber. Desde que não nos tire de nossa zona de conforto, que não haja necessidade de concessões e que só existam diferenças toleráveis. A Palma Rosa mostra o quanto temos lentes de aumento em nossos olhos – e basta um segundo de desatenção que facilmente direcionamos para os defeitos do outro.

Se a atividade do amor é algo tão bruto a ser lapidado, provável que seus benefícios sejam tão valiosos quanto. Uns

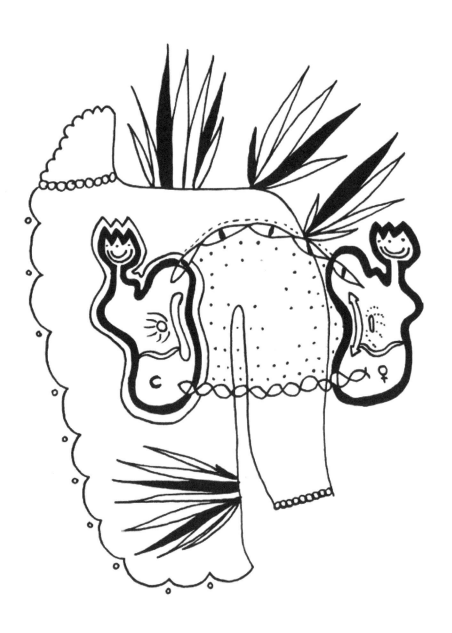

dizem que trocar amor gera vitalidade, quanto mais amor se troca na vida, mais saudáveis seremos. Outros dizem que é coisa de artista com sagacidade. O que eu acho mais impressionante é a liberdade de escolha entre amar ou não e o quanto isso molda nossa história. É completamente possível viver sem trocar amor. Mas toda a história da vida vai ser escrita com essa percussão. Lá na frente, de nada valerá o lamento se essa for a escolha.

A Palma Rosa é um capim com aroma rosáceo que nos ensina a amar para além das idealizações. A forma como recebemos o aroma de uma planta ao cheirá-la indica como estamos lidando com os assuntos dela. A primeira vez que cheirei uma Palma Rosa, senti um cheiro terrível de laranja podre. Como pode, uma das primas da Rosa, estar me apresentando como algo estragado? Naquela época, eu estava com muita dificuldade em aceitar as sombras de uma pessoa que amo e aceitá-la em sua natureza. Não tardou para a Palma Rosa sussurrar em meu ouvido:

O quão somos capazes de amar diante das diferenças?

Enxergar o que há por trás das lindas e belas máscaras que cada um de nós carrega é um desafio sinistro. Porém, essa é a queda que eu considero o ponto de início do Amor. Imagine alguém chegando próximo da Palma Rosa e dizendo "Eu sofri uma desilusão!", e ela imediatamente responderia:

Que maravilha! As ilusões só servem para ofuscar o amor.

Quando nos decepcionamos, indica que nossa expectativa em relação ao outro estava equivocada. Isso também ocorre de nós para nós mesmos, quando nos decepcionamos com nossas atitudes ou capacidades.

Agora imagine uma característica de personalidade que você acha muito difícil de conviver. Essa é uma das medicinas da Palma Rosa: talvez você não precise amar essa característica, mas compreendê-la e ter compaixão pode ser extremamente libertador para si mesmo.

Há uma imensa virada de chave quando nos entendemos merecedores de amor, mesmo diante de nossas fraquezas e de nossas partes inescrupulosas. Pois por quantas vezes tentamos erradicar nossas sombras para só depois sentirmos que estamos aptos a sermos amados? Ou esperamos que o outro corte seus defeitos para, só então, nos aproximarmos? A Palma Rosa não faz esse corte, ela nos quer inteiros. Pois ela também se mantém inteira. Esse é o convite da compaixão.

A compaixão é ir além da paixão, ir além do que é fácil de amar. "Ter compaixão é a virtude de compartilhar o sofrimento do outro", José Roberto Goldim. Um convite ao mundo do amor desiludido, cheio de fragilidades, à capacidade de amar as partes que não tem encantamento, suas e do outro.

LAVANDA
Lavandula officinalis

A Lavanda carrega a palavra "lavar" dentro dela, e isso já mostra sua conexão com as águas correntes e cristalinas. Percebo-a como cachoeira, capaz de renovar todo nosso espírito, e também como chuva, nutrindo as nossas terras secas. A água é o elemento que sustenta a vida e é a maior parte biológica de nosso organismo. A relação da Lavanda com as águas nos mostra sobre a personalidade dessa planta: capaz de se adaptar às necessidades pessoais de cada um. Símbolo de fertilidade, é conhecida popularmente como uma planta calmante, que traz sonos profundos e restauradores. Talvez essa seja uma das indicações mais conhecidas da Lavanda: serenar. Mas sua capacidade vai muito além disso.

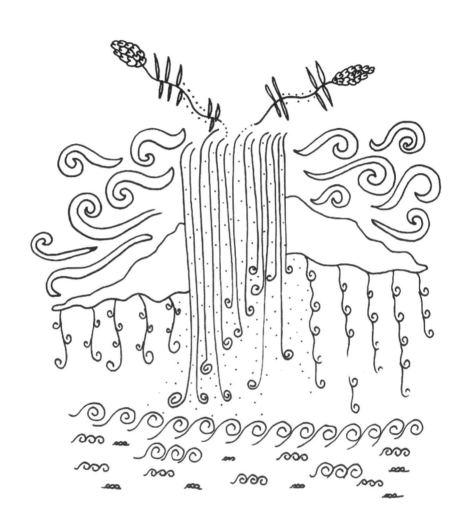

Nas etapas de purificação de um organismo, sabemos que a primeira é a expurgação. Um momento de pouquíssima compreensão, em que as emoções vão para o centro das atenções – principalmente aquelas que buscamos não sentir. Essa é a maior chave da purificação da Lavanda: sentir. Se nessa limpeza chegam emoções difíceis, deixe que elas se apresentem para que elas possam se liberar.

A água é como um espelho: nossas águas externas serão espelhos das nossas águas internas. Se você está com suas águas internas límpidas, o mundo externo te apresentará águas cristalinas e fluidas. Se suas águas internas estão turvas, lá fora o mundo se apresentará embaçado.

Após a Lavanda purificar, ela nos entrega para a corrente do rio, para nosso corpo desfrutar das águas límpidas e fluidas. Aqueles que já fizeram tratamentos mais profundos com a Lavanda provavelmente se recordam que depois de um período de sonolência – em que alguns sentem uma sensação próxima de um desânimo, junto com a necessidade de pausar – se aproximam sensações de inspiração, criatividade, fertilidade e paz. Esse é o momento em que o corpo faz o desfrute das águas, acompanhado da natureza lunar da Lavanda. Ela afasta o medo da escuridão, por pertencer à noite, assim como os medos capitalistas, de não estar correspondendo à demanda de alta produtividade.

Seu aroma nos ensina a importância de fluirmos na mesma direção das águas do rio. Nadar junto de seu fluxo, e não o contrário. Esse é um segredo para compreender que muito na vida pode ser obtido com facilidade, quebrando paradigmas de que toda a conquista custa sacrifício – percebam o quão profundo a Lavanda pode ir dentro das crenças patriarcais.

Sua natureza feminina é capaz de curar todas aquelas nossas ideias que tem formato de pedra, que só servem para interferir no percurso do rio. Portanto, toda vez que sentir que está precisando insistir demasiadamente, relembre de nadar junto ao fluxo, pois insistência pode gerar cansaço e fadiga.

Permita-se ser lavado para depois ser levado – diz a Lavanda.

Se suas águas estão límpidas, elas te levarão a um bom lugar.

Outro trabalho muito impressionante da Lavanda é no campo mental – não é à toa que ela é uma excelente sonífera, pois ela é capaz de colocar para dormir todos aqueles pensamentos atordoantes. Como é bom ouvir o som calmo de uma mente vazia!

É uma grande aromática para aqueles que fazem muito esforço racional durante o dia e sentem dificuldade para se desligarem, ou com profundo cansaço. Muitas vezes achamos que para esgotamento e cansaço é preciso recorrer a plantas ativas, quentes, aceleradoras de metabolismo. Sinto dizer... na maioria das vezes não é o que recupera e revitaliza o corpo. É o caso da Lavanda, que é capaz de revitalizar a mente, o corpo e o espírito com sua essência lunar e acolhedora. Por isso digo que ela tem a inteligência de se adaptar às necessidades pessoais de cada um, como as águas.

Pessoalmente, houve um tempo em que eu acreditava que não tinha tempo para viver a Lavanda. Toda vez que nos aproximávamos, ela me colocava para dormir por muitas horas. Tirava meu fôlego de produtiva e me acalmava. Eu me incomodava com aquela calmaria. Até que uma vez, em um longo inverno após períodos de *burnout* e esgotamento, dei chance para a Lavanda. Sim, ela me colocou primeiro para me limpar e descansar. E depois... foi impressionante. Ela me mostrou quantas ideias geniais estavam na minha cabeça, pulsando para serem semeadas. Pude me reconhecer fértil novamente.

MELALEUCA – *TEA TREE*
Melaleuca alternifolia

A Melaleuca conhece nossas feridas. Nossos pontos fracos, nosso calcanhar de Aquiles, nossos lugares mais difíceis de curar. E ela nos fortalece para que sejamos nosso próprio remédio. Às vezes, uma ferida precisa ser lavada e desinfetada antes de cicatrizar, pois as bactérias, fungos e inflamações representam tudo aquilo que atrapalha a cura. Assim também funciona com nossas feridas emocionais – precisamos desintoxicá-las para poder cicatrizar por dentro. Não é uma tarefa fácil, por isso o cheiro da Melaleuca é tão forte e marcante.

Outras vezes nossas feridas precisam ser cauterizadas, postas ao calor ardente do fogo, e para isso a Melaleuca tam-

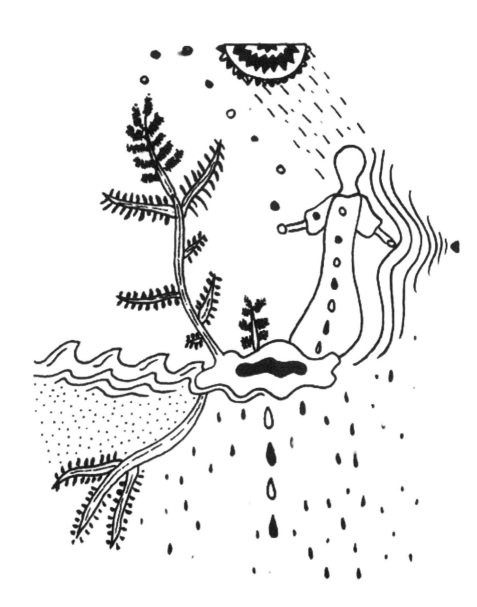

bém nos dá força e coragem – para encararmos esse fogo purificador em nós.

No processo de cura de uma dor, às vezes precisamos sentir um pouco mais para melhor conhecê-la e curá-la. Acontece que facilmente nos iludimos achando que podemos jogar a dor para baixo do tapete e fingir que está tudo bem. Mas ali ela começa a crescer, se acumular, até que tropeçamos com o montante que ali embaixo se formou – a psicossomatização. E então a vida parece ficar desordenada, com a sensação de que "tudo está dando errado". O convite da Melaleuca é permitir que uma varredura por baixo do seu tapete emocional aconteça – tapar sua ferida não faz com que ela deixe de existir. Pelo contrário, faz com que ela comece a infeccionar. É necessário, de tempos em tempos, fazer uma faxina interna de forma mais minuciosa.

Em cada cicatriz mora uma grande habilidade. É quando o ferido se torna curador, podendo auxiliar os outros que estão vivendo dor semelhante a atravessarem esse portal.

Ao cicatrizarmos um membro ferido, ele volta a ter força, utilidade. É assim também quando curamos nossas emoções – relembramos de capacidades afetivas que havíamos esquecido anteriormente. Liberar memórias de dor, perdoar, limpar o coração, são assepsias necessárias para doar movimento à vida.

A Melaleuca também possui forte atuação na mente, restaurando-a com vitalidade, para então enxergarmos nossa potência regeneradora. Quando tomamos consciência de que somos nosso próprio remédio, nos tornamos mais corajosos diante de nossos medos.

A função antisséptica da Melaleuca também é preventiva. Quero dizer, você pode estar acompanhado dela para quando precisar enfrentar momentos em que as feridas emocionais, que ainda não secaram completamente, correrem o risco de abrir. A Melaleuca tanto limpa, quanto protege, para que não haja regressões na cicatrização.

VETIVER

Vetiveria zizanoides

As entranhas da Terra armazena a sabedoria de muitas eras, como um berço de memórias que registra a história de cada ciclo. Sua escuridão e calor são férteis, assim como são os úteros para a vida ser germinada. Enquanto as raízes das plantas se desenvolvem, elas absorvem essa memória terrosa para si, e através destas é possível se aproximar deste universo de sabedoria tão oculto aos olhos, mas tão familiar aos outros sentidos.

A Vetiver é um capim de raízes bem finas, que vão se multiplicando cada vez mais adentro da terra, cada vez mais para baixo. Logo, seu aroma proporciona aterramento, conexão com as origens, ancestralidade, fertilidade, assim como

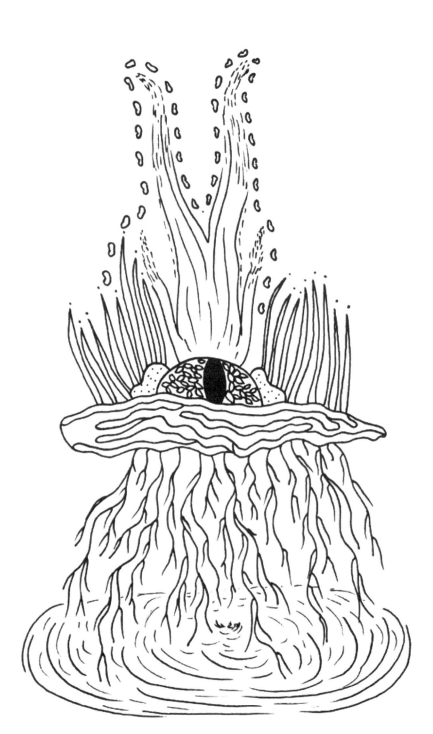

um movimento de interiorização e a fase minguante da Lua. Aprofundar-se nas raízes, no nível emocional, é retomar o contato com os antepassados. Para a Vetiver, a ancestralidade alimenta o vazio do Ser, afastando-o de uma vida sem sentido.

Com seu aroma passei a entender a ancestralidade como uma corda que vai se estendendo a cada nova geração, a cada novo degrau de uma árvore genealógica, em que os antepassados a entregam em sua mão para que você se mantenha conectado às suas origens. Esta é uma maneira de manter-se acompanhado, protegido e não se perder na solidão. Também passei a compreender que essa ligação é tanto com seus antecedentes familiares próximos, quanto os de gerações muito mais distantes, muito remotas. Assim, no decorrer da vida, é uma escolha pessoal segurar ou não essa corda.

Aqueles que optam por segurá-la estão mais resguardados de aflições depressivas, do enfraquecimento da vida e da perda de propósito. Pois com raízes e conexões vivas com o passado é mais fácil relembrar que não se vive unicamente para si mesmo. A ancestralidade é um remédio para o individualismo, como ensina a Vetiver. Nesse processo de olhar para as raízes, encontram-se quais delas necessitam ser erradicadas, transmutadas; e quais são tão poderosas que merecem conservação e continuidade. Muitas respostas para o momento presente podem ser encontradas ao olhar para a história dos antepassados.

Essa avó-raiz ensina que honrar os antepassados não é só uma questão de respeito, e sim, de sobrevivência, dentro de um mundo moderno que a todo o momento tentará desvincular o ser de suas raízes para que possa enfraquecê-lo. Pois assim como as plantas, se as raízes estão fracas e desnutridas, logo acabará sendo afetada em todo seu sistema.

Pessoas desvinculadas de suas raízes são mais manipuláveis e vulneráveis a desconexão com sua natureza interna, tornando-se pasteurizadas pelo mundo: dizem que se você não sabe quem você é, o mundo definirá por você. É nessa pasteurização que os desequilíbrios e doenças emocionais encontram um ótimo ambiente para se desenvolverem.

O aroma desta raiz é um convite a olhar para a ancestralidade. Porém, é importante ter consciência de que as raízes de uma planta não sobrevivem se expostas à claridade por muito tempo. Logo, ao mergulhar em direção às origens, deve se compreender que há enigmas que precisam permanecer no escuro.

A Vetiver se parece muito com uma velha esguia, cheia de conselhos para doar. Diante dela me sinto pequena, inocente e muito curiosa para ouvi-la. Com seu aroma, quase sempre tenho a percepção sutil das minhas orelhas crescerem um pouco mais, como se quisessem captar cada palavra que essa avó tem a dizer, com sua voz grave e baixa. Essa percepção pessoal das orelhas crescerem, acredito estar relacionada com a capacidade que a Vetiver tem de nos transformar em aprendizes. É um aroma que auxilia no aprendizado, pois incita a curiosidade e a absorção de novos saberes – característica muito associada ao elemento terra.

Sendo assim, é uma ótima planta para aqueles que têm resistência em aprender as lições da vida e costumam cometer os mesmos erros ciclicamente. A Vetiver deixa a teimosia de lado, a "cabeça dura" e insistente, e o Ser abre espaço para o aprendizado se firmar. O mesmo serve para aqueles que se colocam rigidamente na posição de professor ou mestre, esquecendo de se equilibrar e ser um aprendiz, um observador, um ouvinte de conceitos diferentes dos seus. Estar diante da Vetiver – essa sábia anciã que tem suas raízes absorvendo os mais fundos saberes da Terra – é compreender o quão pouco o ser humano é capaz de saber sobre a vida, ao ser comparado com o reino vegetal que aqui habita há muito mais séculos.

Por essa incrível capacidade da Vetiver abrir as portas do aprendizado, a maturidade e a sabedoria de vida também se manifestam junto dela. Muito se diz que quanto mais experiências de vida se percorre, mais sabedoria se carrega. Eu diria que depende do quanto se aprende com cada uma dessas experiências, pois captar o ensinamento é uma questão de escolha. A sabedoria não mora sob uma pilha de experiências acumuladas e sim na casa do aprendiz. A Vetiver ensina a viver com porosidade – estar aberto a absorver cada aula da vida, cada chamado de mudança. Estar em conexão com o fundo universo da Terra é o caminho da sábia.

PATCHOULI

Pogostemon cablin

Considero "misterioso" um dos adjetivos principais do Patchouli. Alguns preferem "místico", mas não creio que esse termo atinge a profundidade que essas folhas aromáticas alcançam. É interessante observar uma certa dualidade no uso do Patchouli: recomendado tanto para a busca da austeridade espiritual, concentração, solidez e abstenção material; quanto para uso afrodisíaco, na reconexão com a sexualidade. Como um mesmo aroma é capaz de ser usado tanto para abstenções quanto para prazeres carnais?

Isso se deve à qualidade do Patchouli em se manifestar na região dos nossos instintos – o lado irracional, sensitivo, selvagem, aquele que não pode ser domesticado e nem cultu-

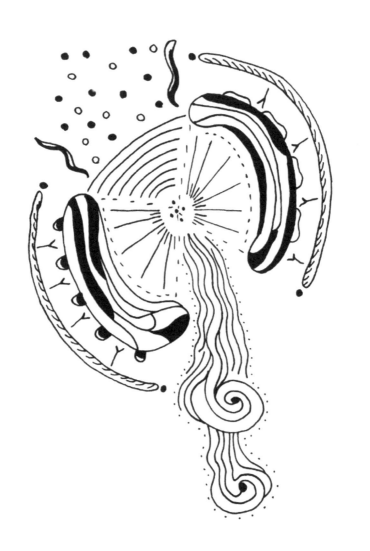

ralizado. É o lugar que pulsa feito um bicho livre na natureza, que mora lá no fundo de todo ser. Não é feito de pensamentos, recusa a lógica e é autêntico. Essa região tanto serve de alimento para a busca espiritual, quanto é o que liberta as amarras que prendem a sexualidade. Afinal, ambas as libertações caminham juntas e o Patchouli é consciente disso.

Visceral e enigmático, o Patchouli auxilia a caminhada instintiva. Quando os instintos selvagens estão reprimidos e a racionalidade toma conta do cenário, os medos passam a ganhar cada vez mais força. Desmascarar o medo é um dos trabalhos dessa folha. Principalmente quando ele está camuflado de outras emoções – raiva, tristeza, frustação, mágoa. O Patchouli, ao libertar o lado instintivo do ser, consequentemente acaba por enfraquecer o medo, afinal, sabe-se que os medos se tornam pequenos e frágeis quando vistos olhos nos olhos. Por doar conforto e segurança, é capaz de libertar o ser de maneira cuidadosa e cautelosa, mesmo que ele esteja há muito tempo com seus instintos enclausurados. É aliado daqueles que possuem medo de perder o controle sobre si mesmo quando entram em contato com seus lados mais selvagens. Cada passo à frente, uma racionalidade castradora e limitadora fica para trás.

O Patchouli é comumente associado à meditação, concentração, disciplina e foco, além de possuir um efeito analgésico que desvincula a mente dos desconfortos físicos. Essas são algumas características que constroem o lado austero do Patchouli, pois ele reconhece que a austeridade espiritual – que não está necessariamente vinculada a nenhuma religião – nada mais é que a poda dos excessos. Praticar uma austeridade, como um jejum ou uma abstinência, é uma maneira de descartar distrações e se encontrar com o que é essencial. Logo, este aroma é benéfico para os que buscam a disciplina necessária para um período de restrições e austeridades.

Em meus períodos de uso do Patchouli, enxerguei-o com uma natureza noturna, masculina e com um olhar portador de enigmas. Conhecedor de si mesmo, é possível perceber que ele vem libertando seus instintos selvagens e domando-os, para que trabalhem a favor de sua evolução. O Patchouli é um aventureiro dentro do seu próprio universo de mistérios e visceralidades.

SÁLVIA
Salvia Sclarea

"Salvar pela claridade" é o significado do nome *Salvia Sclarea*, aquela que traz a luz. Muito conhecida por sua capacidade de aumentar a conexão espiritual e limpar os ambientes, o aroma da Sálvia afasta as sombras que ofuscam o Ser.

Compreender a polaridade entre luz e sombra como algo inerente à natureza é essencial para compreender o trabalho desta erva. Contudo, a Sálvia alerta:

É necessário sabedoria para atravessar a escuridão. Visitar sua escuridão é uma boa maneira de obter autoconhecimento. Mas é preciso tomar cuidado para a visita não se estender — lá existem buracos fundos, de paredes escorregadias. Se você escorrega em um destes buracos, precisará pedir ajuda. Não se demore onde não há esperança.

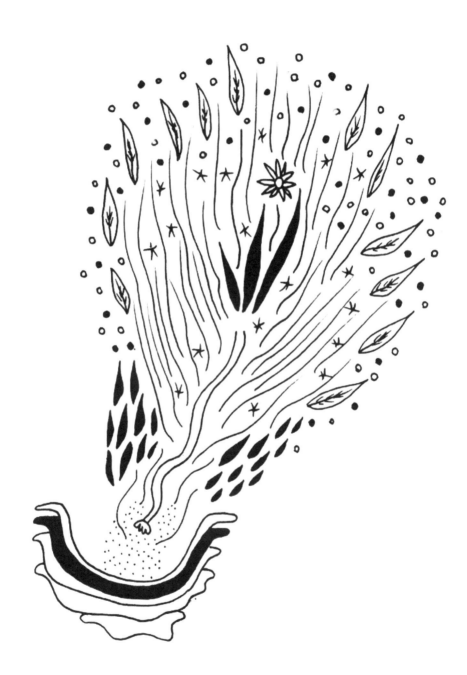

A Sálvia é aquela mão que puxa em direção à luz, é o feixe luminoso entrando na escuridão, é a escada que te busca lá no fundo do poço. Assim costumo dizer sobre ela, por salvar aqueles que estão ilhados em seus mundos obscuros, quase ao ponto de se adaptar e se esquecer da claridade. Para a Sálvia, desde que a busca seja maior que a redenção, não há queda que não tenha solução e não há túnel escuro que não chegue luz adiante.

A *Salvia Sclareia* elimina os venenos emocionais que se acumulam no corpo, descartando as doenças em eminência que poderiam ser causadas por esses acúmulos. Suas moléculas aromáticas são capazes de uma restauração da saúde de maneira íntegra: renovação celular, purificação sanguínea, organização dos pensamentos e vitalidade espiritual.

Ao desnuviar toda a região da cabeça, a Sálvia recupera a intuição. Com isso, a autoconfiança também é reestabelecida, pois quem escuta sua voz interna se sente menos inseguro e age de maneira mais certeira. Com a mente clara, os sonhos lúcidos também chegam, auxiliando àqueles que possuem dificuldade em sonhar enquanto dormem. Até mesmo a comunicação pode se beneficiar dessa limpeza da Sálvia.

As fases femininas de climatério, menopausa e TPM são muito beneficiadas com o uso da Sálvia, pois nessas transições o corpo emocional é mais requisitado às mudanças de comportamento. A Sálvia auxilia a transitar com maior facilidade, tendo em vista sua inteligência vegetal para reconhecer a regulação hormonal necessária em cada um destes momentos.

Assim é a atuação desta planta que considero uma sábia Avó: vive disposta a reerguer seus netos e nada é capaz de apavorá-la. A Sálvia não enxerga ninguém como vítima, nem faz comparações entre sombras maiores ou menores. O que importa é o reencontro com a claridade.

ARRUDA

Ruta graveolens

A Arruda é uma grande amiga de pessoas com alto grau de sensibilidade – aquelas que percebem além do que os olhos podem ver, que sentem em sua própria pele o que o outro está sentido e possuem uma espécie de termômetro energético dentro de si mesmas. Essas são características de quem possui um senso espiritual muito valioso, com capacidade de serem empáticas, sábias e de enxergarem um encantamento da vida que pode passar despercebido pela maioria. São pessoas muito conectadas com a natureza. Mas geralmente precisam aprimorar a relação entre seus espíritos sutis e o mundo material denso.

É preciso cuidar da sensibilidade para que ela não se transforme em fragilidade. Quem protege nossa sensibilidade

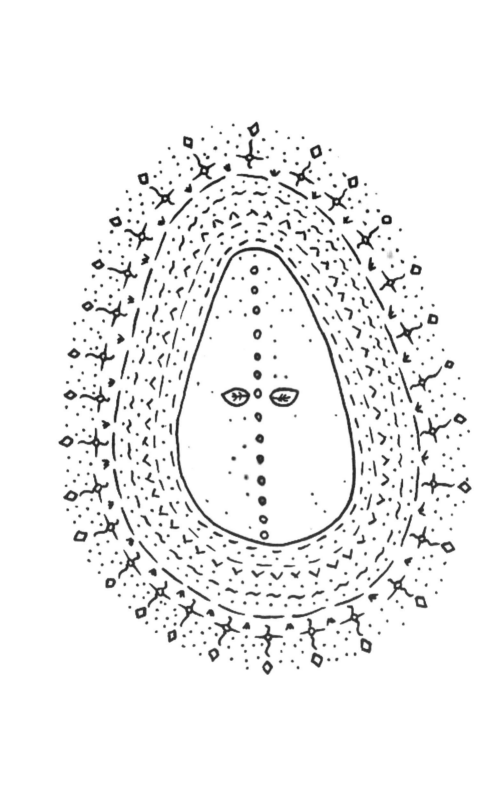

diante das corrosões mundanas? Não é possível que ela esteja despida em qualquer ambiente. O corpo sensível precisa portar um manto. Há uma dificuldade com o mundo material por seus corpos serem parecidos com esponjas: absorvem tudo que há ao seu redor, se inflam, até que se esquecem de sua própria identidade e valores. É nessa vulnerabilidade que as opiniões alheias passam exercer uma força enorme sobre o indivíduo – ele se modifica conforme o julgamento do outro e passa duvidar de suas próprias escolhas. Ou então, ele se espelha nos outros ao seu redor, parecendo um amontoado de cópias – isso acontece quando essa esponja está tão lotada de informações externas que a pessoa já não recorda o que é dela e o que é do outro. Portanto, é necessário cuidar para que a sensibilidade não afete o próprio senso de identidade.

Sendo assim, é possível perceber o quão importante é o indivíduo sensível criar sua casca grossa, seu manto – e esse é um dos trabalhos primordiais da Arruda: fazer a separação entre os mundos interno e externo. *Ruta*, palavra de origem em latim, significa romper. É o rompimento que faz a Arruda ser uma planta tão protetora assim. Ela delimita fronteiras, faz a filtragem do que entra no campo pessoal, além de fortalecê-lo e cuidá-lo. Por isso é muito utilizada na cultura popular como uma erva de descarrego e para afastar obsessores.

Esse vão entre mundo material e mundo espiritual pode acarretar dificuldade de materialização e levar o indivíduo a se sentir frustrado. Ele sente que é muito sensível, sutil e leve para lidar com a densidade do mundo material, e acaba por estar sempre adiando suas ações ou nunca se sentindo preparado para tal. A Arruda faz a união entre os dois mundos ser mais espontânea, sem aquela sensação de que é necessário se rastejar para chegar ao equilíbrio.

"Sonhei com vários bebês sentados em suas cadeiras de comer. Os bebês estavam furiosos, se revoltavam como se estivessem prontos para uma guerrilha, pois estavam recebendo comida direto em suas bocas, sendo que eles já podiam comer sozinhos" – relato de uma amiga durante o tratamento com a Arruda.

Gosto de perceber a atuação da Arruda, no sonho descrito acima, como aquela que auxilia o crescimento e a maturidade, que ajuda a tomar as rédeas da própria vida. Para as mulheres, por ser uma aromática feminina, percebo que ela atua na virada de chave que é ser sua própria mãe. Se auto maternar como caminho de maturação.

Em 2019, em um blog sobre plantas medicinais, escrevi um texto que fazia ligações entre a Artemísia e a Arruda: a primeira ocupando o lugar da jovem que se aventura em direção aos mistérios, e a segunda sendo a mulher que já se aventurou e agora cultiva e compartilha seus saberes. Havia a seguinte frase: "A Arruda protege, enquanto a Artemísia é a protegida." Feito duas polaridades que ao longo da vida se balanceiam.

ARTEMÍSIA

Artemisia vulgaris

A Artemísia é uma jovem guerreira que entra na mata para desbravar mistérios. Nua e descalça, caminha sobre a terra em noite de lua negra. Em imensa escuridão, o que guia seus passos são a intuição e seu instinto selvagem. Caminha armada com seu arco e flecha, pronta para caçar sua própria sobrevivência. Seu trajeto é certeiro, ela trabalha com metas. São elas que fazem a Artemísia ser tão otimista diante da vida.

A energia dessa planta me lembra muito dos momentos em que estive em uma floresta densa durante a noite. Aliás, essas matas e florestas que a Artemísia desbrava vivem dentro dela mesmo, assim como todos os filhos da terra possuem as suas dentro de si. Estar em uma floresta à noite é ouvir sons muito difíceis de serem reconhecidos, o que exige uma per-

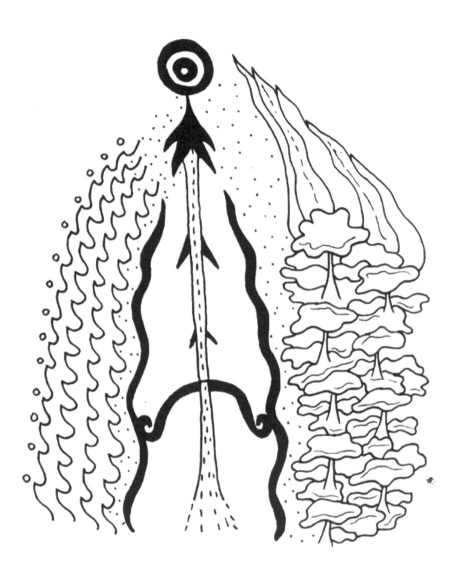

cepção intuitiva para diferenciar sons de encantamento, sons que pulsam vida livre e os sons de ameaça. É necessário dar passos confiantes dentro da incerteza de onde se pisa e abrir as pupilas atentas, como quem quer ver além. Pois sim, essa é a natureza da Artemísia: ir além do corpo condicionado ao cotidiano, alcançar o corpo intuitivo e curador.

Todas essas percepções são as mesmas em nós quando caminhamos por nossas matas internas e escuras: precisamos diferenciar as vozes de nossa mente, saber quais estão nos boicotando e quais são conselheiras. É necessário dar um passo à frente – mesmo sem saber o que nos espera –, assim como treinar a visão para captar o que há ao nosso redor quando existe pouca ou nenhuma luz. Enquanto nesse livro eu escrevo sobre a Sálvia ser quem nos puxa de volta para a claridade, a Artemísia é aquela que nos ensina a caminhar no escuro. Essa é sua sabedoria.

Para sermos tão corajosos como a Artemísia, precisamos compreender que parte da coragem só se manifesta executando.

Vá e faça! – diz a Artemísia.

Preparos são importantes, mas não podemos esperar toda a coragem chegar antes de executarmos e irmos em frente. É experienciando com o corpo e com a carne que vemos nossos medos se desmanchando. Por isso a Artemísia se entrega de corpo e alma para experienciar. É uma ótima erva para aqueles que tem pouco impulso, que medem demasiadamente suas ações ao ponto de serem tomados pela inércia. Artemísia ensina a se jogar.

Muitas vezes já sabemos para onde precisamos ir, ao que precisamos nos entregar. A Artemísia nos ajuda a confiar naquilo que já sabemos e nos dá o impulso necessário para agir. Não espere que ela te diga grandes e longos conselhos, pois sua maneira de cuidar de seus filhos é lhes dando um forte empurrão nas costas, quando ela sabe que eles estão prontos. É essencial para o organismo humano desbravar seus medos, pois alguns de nossos hormônios se regulam com essa atitude. A coragem é um músculo que não podemos deixar que atrofie.

Essa é uma planta muito amiga daqueles que realizam trabalhos espirituais, justamente por ela entregar essa sabedoria de diferenciação: saber o que está a favor e o que está contra, saber passar pelas provas e expiações. Mas vale para qualquer situação da vida em que as pupilas precisam estar abertas, em que o corpo precisa ser perspicaz para dar seus passos.

Para conhecer mais da energia da Artemísia, vá para perto de uma floresta escura à noite, caminhe adentro. Perceba quais são seus medos e o que eles têm a dizer sobre suas travas diante de seus objetivos. Perceba quais são suas coragens, para melhor utilizá-las no seu caminho. Entregue-se à aventura de percorrer o mistério.

CRAVO

Eugenia caryophyllus

O botão do Cravo é uma flor que pode ser fervida inúmeras vezes que ainda terá sabor, cor e aroma – demonstrando o tamanho da sua vitalidade interna e a capacidade de entrega de si próprio. Aos olhos externos, o Cravo aparenta ser um incansável pelo tamanho de sua oferta. Ele sabe da importância de agir e manifestar, mantendo sua chama acesa para vencer os obstáculos. Ele entrega tudo de si, e quando cai, se levanta no mesmo instante.

Percebo que o Cravo é um aroma para a batalha, por sua capacidade de lutar e persistir, com o acréscimo de seu efeito analgésico, que a nível emocional consegue deixar de lado as dores que uma tarefa não muito agradável pode gerar. Ou seja, ele protege o indivíduo de sentir dor emocional quando

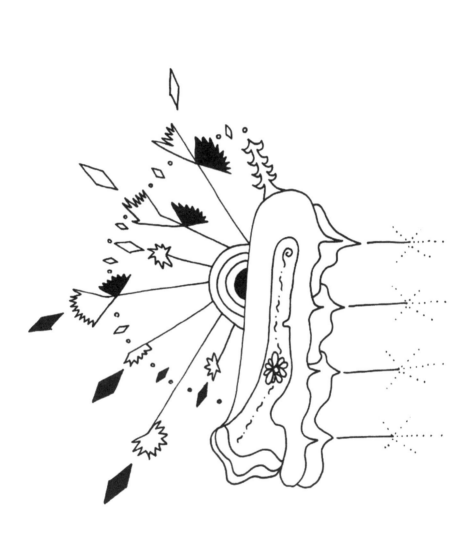

é preciso enfrentar um desafio. É muito interessante enxergar o Cravo como uma flor de fogo – por trás da sua armadura há a sensibilidade e a fragilidade de uma flor. Por isso percebo-o como um guerreiro de coração nobre. Pois sua capacidade de lutar e guerrear não endurecem seu coração.

A flor do Cravo é capaz de localizar quais pontos do corpo estão fragilizados de cansaço e entregar-lhes energia vital necessária para reabastecê-los. Ele é como um alimento para estes buracos vitais e, junto de seu efeito antisséptico, localiza e purifica os mesmos. Com a chama interna novamente acesa, o anseio em agir e manifestar cresce, como quem está pronto para arregaçar as mangas e colocar a mão na massa.

Este é um ótimo aroma para os sonhadores que tem dificuldade de trazer suas ideias para a matéria. Os sonhos são nutridos de água e vento, enquanto o fogo os traz para a materialidade e, então, a terra pode enraizar e nutrir. O Cravo compreende que uma visão sem ação permanece sendo sonho, enquanto uma visão com ação se transforma em realidade. Aqui está a importância de adentrar no universo do Cravo quando já se tem orientação do que fazer e para onde ir. Por ele incentivar nosso organismo a vencer a procrastinação e recarregá-lo de uma energia de fogo intensa, é bom conhecer qual sua meta e para onde quer guiar essa disposição. Sem orientação, essa energia pode acabar sendo desperdiçada.

Também é excelente para os ingênuos e inocentes que se entregam nas relações de maneira muito fácil, sendo displicentes em relação ao cuidado e a confiança – permitindo que pessoas entrem facilmente em suas vidas, sem se dar o trabalho de filtrar. Nesse caso, a chance de desapontamento nas relações é maior. O Cravo auxilia a criar um distanciamento saudável: como um estrategista em campo, ele ensina dar um passo de cada vez nas relações, para melhor conhecê-las antes de se entregar ou se desarmar.

O Cravo venceu a si mesmo, pois reconheceu sua devida importância – nem mais, nem menos. Ele sabe seu tamanho, não busca aprovações, não se expõe futilmente. Essa atitude de quem não se curva e mantém-se ereto evita que tirem proveito de sua sensibilidade. Este é um aroma de armadura – para proteger a flor de dentro.

CANELA

Cinnamomum cassia

Quem não sabe impor limites em suas relações, uma hora ou outra pode tornar-se propriedade de alguém que possui uma personalidade dominadora, que aproveita das barreiras mal definidas para satisfazer seus interesses. O tema "limite" é algo que vou abordar em mais de uma planta nesse livro, pois, a meu ver, é a raiz de muitos descontentamentos nas emoções humanas.

A Canela, do tipo Cássia, trabalha nessa ausência de limites definidos, que a longo prazo pode gerar um profundo esgotamento de energia – como uma casa de portas e janelas abertas em que as pessoas entram, pegam o que serve a elas e saem. Em algum momento a casa ficará vazia.

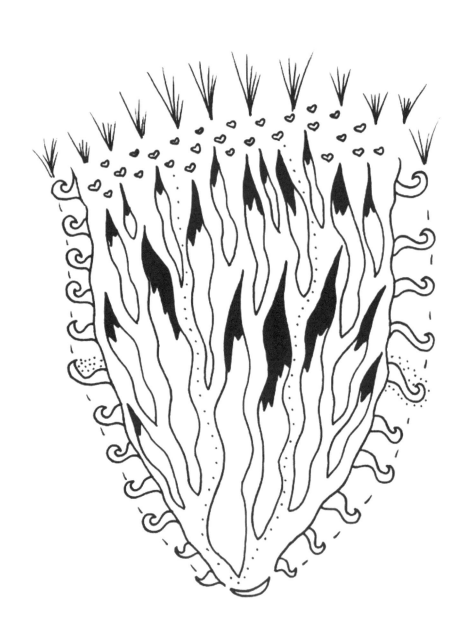

Junto dessa doação desmedida está a crença de que bondade é o requisito central para evoluir. Como se, ao doar miseravelmente de si mesmo, lhe transformasse numa pessoa boa, em evolução. No entanto, a longo prazo, já se sabe que a queda não tardará e o indivíduo perceberá as consequências dolorosas dessa ausência de limites.

Acontece que a Canela não quer que ninguém chegue nesse estado de escassez energética para perceber a importância dos limites. É necessário aprender a distinguir entre o que é unicamente pessoal, e o que é pessoal e pode ser compartilhado.

A Canela é capaz de enxergar que por trás da pessoa que se sente culpada em não cumprir a extrema bondade mora uma criança que foi ensinada a ser sempre educada, polida, obediente: a famosa criança boazinha. Infelizmente, essas características esfriam o comportamento do indivíduo conforme ele vai crescendo e parece lhe faltar "sangue quente" para conseguir se defender. É necessário fazer o sangue subir, pulsar e esquentar, como ensina a Canela, para que a autodefesa esteja em dia. Assim se libertam gradualmente os "nãos" que foram reprimidos, assim como a culpa pelas barreiras construídas.

No mundo das plantas, para receber suas potências, muitas vezes é preciso entregar nossas velhas cascas a elas, assim como abrir mão de uma parte de nós. Uma troca se faz necessária para encontrar a essência dos vegetais, que aqui me refiro às aromáticas. Para poder dar o grito de guerra e dizer "Eu sou capaz!", a Canela faz um pedido de troca:

> *Me entregue aquela pessoa submissa que mora no fundo do seu ser.*

Assim ela a deixará no passado e lhe entregará capacidade e poder.

A incapacidade de impor limites e a submissão são questões que ofuscam o poder inato. Como alguém que vive de nariz apontado para o chão, com os ombros encurvados e o peito para dentro pode bradar "Eu sou capaz!"? A Canela quer que essas pessoas se apropriem de seu mundo! Que entreguem ao fogo todas as memórias de quando precisaram abaixar a cabeça diante de injustiças, que tiveram que aceitar repressão, pois não existia escapatória, que já foram invadidas e que ainda carregam essas humilhações de forma latente.

Levantar a cabeça com a Canela é ter a dureza de sua casca – necessária para proteger-se contra invasões –, assim como ter a doçura do seu aroma, que sabe equilibrar autoconfiança com amorosidade. Mesmo que sua chama seja alta, que faça os oprimidos experimentarem a rebeldia pela primeira vez, que faça garras nascerem de mãos machucadas e ensine bocas caladas a rosnarem... a Canela sabe dosar acolhimento e coragem quando coloca seus filhos para se libertarem. Se por trás das memórias de submissão existe o desejo auto-envenenável de vingança, a Canela ensina que a melhor forma de se vingar é pelo renascimento.

Com um olhar muito positivo sobre a vida, ela é capaz de extrair o melhor de cada situação. Da mesma forma como o fogo é capaz de ferver uma planta ao ponto de obter seu remédio, a Canela é capaz de encontrar a parte primordial de cada momento da vida.

Ao adentrar no universo da Canela, percebe-se seu grande ensinamento sobre magnetismo em atrair o que se deseja, pois o recado "Sou Capaz de Receber" foi lançado para o mundo.

YLANG-YLANG

Cananga odorata

Uma flor amarela exuberante, cuja origem do nome vem do idioma Tagalo, "alang-ilang", que significa "flores que dançam ao vento". Este aroma florido e doce é capaz de nos proporcionar um sentimento de plenitude. Uma corrente de equilíbrio se aproxima de nós e a tonalidade da vida se torna mais poética, intuitiva e compassiva. Há uma certa convalescença na Ylang, que nos possibilita recuperar a harmonia depois de períodos instáveis.

Quando me relaciono com a alma vegetal da Ylang--ylang, percebo que ela recupera a dançarina que vive dentro de mim. Não a dançarina que coloca uma música e movimenta o corpo, mas sim, aquela que se entrega e se sincroniza com as ordens universais. Seja a partir dos pensamentos,

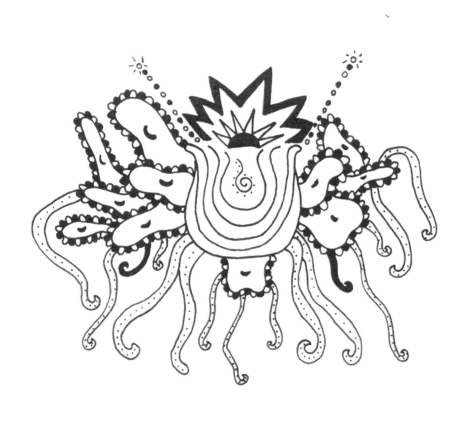

das ações cotidianas ou na forma de se mover entre os obstáculos da vida. Não tenho dúvidas de que todos temos um dançarino dentro de nós, com a essência da capacidade de se entregar de olhos fechados ao destino, de jogar seu corpo para o centro da espiral da vida para que a inércia não seja duradoura. Mover-se é uma questão de abertura.

Dançar entre os obstáculos da vida é um tema pertinente para a Ylang – a dança da vida nem sempre é um salão espaçoso e aberto como uma sala de *ballet*. Se parece mais com uma floresta, em que se dança ora entre árvores, ora entre pedras, e é preciso adaptar os movimentos de acordo com o que se apresenta no caminho. Diante do empecilho, há a proposta de mover-se diferente do que a mente programava. A Ylang Ylang nos ensina a estarmos abertos para as influências naturais.

Além disso, a Ylang Ylang possui um aroma sedutor, romântico e despido. Por trás da sua classificação de afrodisíaca, ela carrega em si o dom do encantamento – como se o seu aroma enviasse por aí convites à inspiração. Quem se sintoniza com a Ylang consegue recolher suas partes fragmentadas, aceitá-las no estado em que se apresentam e uni-las novamente.

Autoestima e reconhecimento do brilho pessoal também são exercícios desta flor. Seus sussurros dizem:

Seja seu próprio Sol, não permaneça na sombra da luz do outro. É sua tarefa lapidar o seu próprio brilho. Pois assim como o Sol, é preciso brilhar todos os dias. Não para servir unicamente a si, mas para servir e inspirar a todos que recebem sua luz. Não coloque pessoas em pedestais e não considere que alguém é sua razão de viver, pois isso também é viver na sombra, é apagar sua plenitude interna e sua liberdade.

Quanto aos temas do coração, aquele que se sintoniza com os ensinamentos da Ylang Ylang passa a pulsar sua frequência cardíaca de maneira livre. Ao reconhecer a beleza que mora em seu interior, os medos das expressões de afeto se liberam e o indivíduo se reconhece como merecedor do Amor.

MANJERICÃO

Ocimum basilicum

O Manjericão convida a mover-nos. Movimento tanto a nível mental quanto a nível material. Ele adora estar sempre aprendendo, pesquisando, fazendo conexão com as pessoas, é curioso e atento. Seja pelas suas águas que nos lavam, ou por seus ventos que clareiam nossas ideias, o Manjericão é como um detector de inércia: ele sabe onde em nós é necessário o movimento. Sua inteligência em captar qual parte nossa está atrofiada é impressionante. Por isso, já vi o Manjericão ser um aliado no combate ao sedentarismo, transformando a atividade física em algo necessário e prazeroso. Já o vi atuar na comunicação, no aprendizado, nos prazeres, trazendo integridade para o ambiente de trabalho e para a casa, auxiliando as parcerias e as cooperações. Sabe aquela região

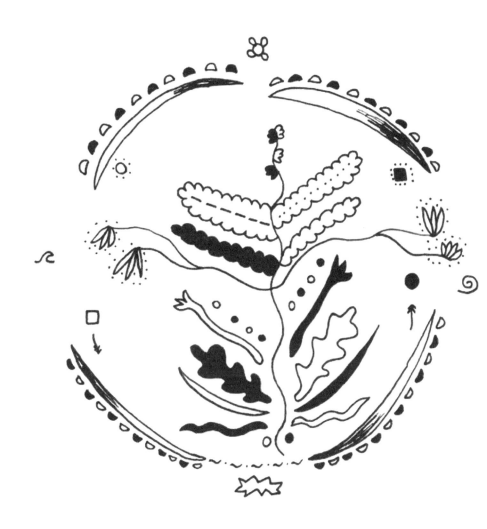

da vida que é tão necessária para você, mas que quando a água ali chega, parece estancar? É ali que o Manjericão gosta de chegar, igual a um redemoinho de vento.

Isso faz com que velhas opiniões, comportamentos e hábitos já ultrapassados não fiquem ilesos ao seu movimento. Seu aroma nos convida para pequenas mudanças que fazem muita diferença: mudar de opinião sobre algo ou alguém, se aventurar a aprender algo novo, experimentar um novo método, sair da rotina ou criar uma nova. É uma ótima erva aromática para aqueles que estão sempre criando manias padronizadas e repetitivas de comportamento: todo dia, determinado horário, agir da mesma forma, ir ao mesmo lugar, comer a mesma refeição, fazer sempre o mesmo percurso... Esses padrões oferecem a falsa sensação de que a vida está mais estável, porém, muitos não percebem que caminham arrastando uma cauda postiça atrás de si, feita de tédio.

É uma planta medicinal que equilibra nossa dualidade: nos recorda da importância de alimentarmos tanto nossa vida espiritual, quanto nossa vida material, que não são separadas, mas requerem atenções distintas. Então o Manjericão visualiza qual lado você precisa trabalhar mais e lhe auxilia a chegar no equilíbrio. Curiosamente, pessoas ditas intensas, que precisam "roer até os ossos" de um lado da balança e depois do outro lado "puxar com um canudo até a última gota d'agua", costumam ter dificuldades com o tema do equilíbrio. Lembro-me de uma amiga que vive dizendo: "minha tendência é sempre ir de um extremo ao outro"... e sua planta preferida é o Manjericão. Ele já a acompanha muito antes dela saber disso.

Além das dualidades já citadas, também percebo que o Manjericão atua entre o falar e o fazer: aquilo que dizemos precisa refletir aquilo que fazemos no dia a dia. Enxergo o Manjericão como um professor muito sério em sua conduta e princípios. Ele não tolera hipocrisia e nos ensina a ser condizentes, pois para ele a honestidade é um dom existente em todos nós, mas é necessário praticá-la.

E por trás de todo o redemoinho de mudanças, por trás de seu eixo retilíneo de equilíbrio, o Manjericão também é um aroma da boa aventurança:

> *Vou seguindo sem fazer planos e, assim, sou levado aos melhores planos que a vida montou para mim. Resolvi soltar a necessidade de controlar tudo que está por vir, me abrindo para as manifestações repentinas e para as surpresas no caminho* – diz o Manjericão.

CIPRESTE

Cupressus sempervirens

Um leque aberto não passa dentro de um tubo. Precisa fechar o leque para ele atravessar.

"Sempre verde" e "sempre vivo" são significados da palavra *Sempervirens*, que dá o nome para o Cipreste. De origem etimológica grega, essa árvore era plantada nos cemitérios, portando o significado tanto de luto quanto de eternidade. Essa é uma árvore que vive entre a vida e a morte, entre terra e céu. No Oriente, sua madeira era utilizada para confeccionar caixões e, assim, o Cipreste faria a função de levantar o espírito para o encaminhar à luz.

Há uma história contada sobre o Cipreste, de origem desconhecida, em que uma vez uma floresta gigante pegou fogo durante a noite. Os moradores ao redor logo pensaram

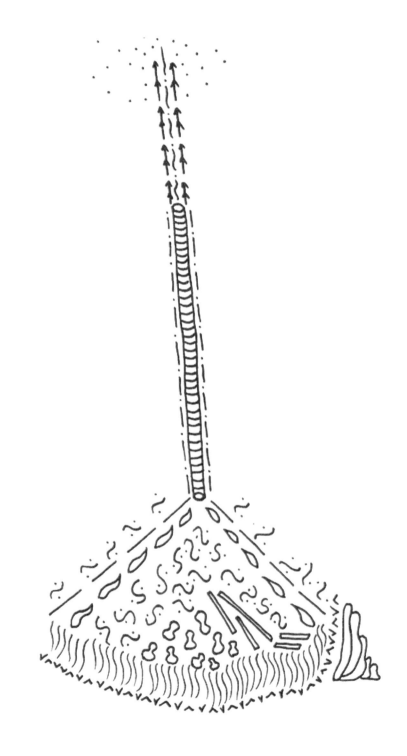

que nada restaria. Na manhã seguinte tudo era cinzas, exceto um conjunto de arbustos ciprestes, que estavam vivos, verdes e em pé. Essa árvore se tornou o símbolo mais sagrado daquele povoado.

Um dos ensinamentos fundamentais do Cipreste é fazer as pazes com a morte. Ele leva nossa compreensão do ciclo vida-morte-vida para um patamar mais sólido. Dentro de algumas culturas mesoamericanas, considera-se que cada um de nós caminha com o espírito da morte ao lado esquerdo e o espírito da vida ao lado direito. Essa é a consciência que tomamos quando ouvimos os ensinamentos do professor Cipreste – de que a morte está o tempo todo junto de nós.

O Cipreste nos convida a vivermos os lutos que estão nos chamando, para que a vida possa circular. Viver um luto esperado ou inesperado envolve necessidade de estruturação. Nesse sentido, o Cipreste faz esse serviço completo: manter-se verde e em pé mesmo diante do incêndio.

> *Quantas vezes a morte passa em nossas vidas para limpar as folhas secas e tememos que ela corte nossas raízes? É preciso confiar na inteligência da morte.*
>
> *Quando iremos aceitar a renovação da vida, deixando que tudo se vire de ponta cabeça por um instante para logo em seguida enxergar um brilho nunca visto antes?* – reflexões na companhia do Cipreste.

Essa é uma árvore longilínea, e gosto de perceber o quanto isso está relacionado com verticalidade na vida: o Cipreste nos doa retidão e disciplina. Há fases da vida em que abrimos nosso leque de opções e experimentações, para nos conhecermos melhor. E há fases que precisamos fechar esse leque, para concentrar nossa energia no que é mais importante. Se mantemos muitas janelas e opções abertas por tempo demasiado, muitas demandas pendentes, nossa energia vital acaba se esvaindo. O Cipreste nos auxilia fechar os canais em aberto – como o luto, por exemplo – que já não são mais importantes e que desgastam nosso ser.

Seu aroma auxilia o indivíduo a reconhecer que há janelas que são prioridades e há janelas que são distrações. Estejam elas nas relações, trabalhos, estudos, ou até mesmo no campo mental: por trás de um pensamento capaz de sobrevoar por vários lugares ao mesmo tempo pode existir um corpo que se sente fragmentado. O Cipreste busca as partes que foram deixadas por aí e as unifica novamente. Traz a integridade e unidade, ensinando que manter a retidão é importante para guiar a energia vital da melhor maneira, sem desviar do propósito da alma.

ORÉGANO

Origanum vulgare

Uma vez o Orégano sussurrou nos meus ouvidos:

> *Veja bem, eu te mostrei o que estava bem na sua frente impedindo sua caminhada. Acontece que quando você elimina um obstáculo que te acompanhou por muito tempo, o que você sente primeiro é o vazio.*
> *Só depois você sente o alívio e começa a caminhar."*

Um pouco antes de escrever sobre o Orégano, ouvi a respeito do quanto as cabras são fortes quando querem subir uma montanha. Perspicazes, suas pernas são muito fortes e mais fortes ainda são suas determinações na escalada. Pasmem, o Orégano é como uma cabra – e não é uma comparação distante, pois o nome Orégano significa "brilho da mon-

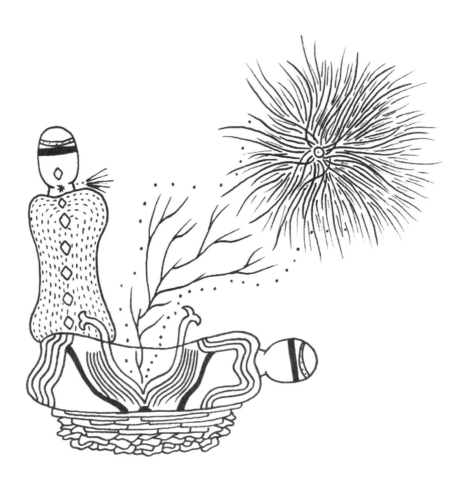

tanha". Do grego *Oreiganon*, em que *oros* significa montanha, e *ganos* significa brilho, alegria.

Uma trepadeira antisséptica e quente, capaz de purificar sujeiras do inconsciente que ficam lá no fundo do baú. Aliás, "abrir o baú" é um termo que uma das minhas professoras gosta de se referir ao Orégano: com ele não tem esconderijos e nem fugas, não há como jogar a sujeira para baixo do tapete ou desviar os olhos do que nos assusta. Ele é capaz de segurar nossa cabeça até olharmos diretamente para o que precisa ser limpo e organizado. Aliás, será que você ainda se lembra do que mora lá no fundo de seu inconsciente e lhe assusta? Caso não se recorde, ao se relacionar com o Orégano, é bom ir se preparando para uma visita a esse local.

Mas, mesmo que o Orégano faça esse expurgo – o que, dependendo da necessidade, pode não ser tão agradável –, suas intenções são as melhores. O Orégano nos torna mais fortes, como as cabras que citei. Ele nos torna conscientes de quais são as pedras em nossos caminhos. Ah, tomar consciência é uma boa expressão para essa planta! E depois ele nos dá a força necessária para quebrá-las. O Orégano faz o serviço completo.

> *Há um custo para seguir em frente. Esse custo envolve abrir mão de muitos confortos, porque conforto gera inércia.*
> *Se você quer caminhar em frente, subir a montanha que lhe espera, terá de se sacrificar. 'Ah! Orégano, mas*

valerá a pena quando eu chegar no cume, certo?' — Bem, a vista lá em cima pode agradar ou não. Eu não entrego garantias, mas saiba que assim que você decidir se mover, já valerá a pena por não estar mais no mesmo lugar. — nos aconselha o Orégano.

A força desta erva em agir e vencer a inércia vem de uma visceralidade que todos nós possuímos. Quando o Orégano vai fundo, captando o que está velho e jogando no fogo sem apego, ele está dizendo:

Se desfaça para encontrar força.

Depois, ao começarmos a subir a tão esperada montanha, ele diz:

Agora, use dessa força para se tornar um novo alguém.

SUCUPIRA

Pterodon emarginatus

"Resistência" é minha palavra preferida para escrever sobre essa árvore tão forte. Nativa do cerrado, produz uma semente de casca muito dura e medicinal, que é utilizada por gerações para a cura de problemas como artrites, artroses, inflamações ortopédicas, musculares e ósseas. Ou talvez seja "ossos" a primeira palavra que me vem à mente, quando penso na Sucupira. Justamente por serem nossos ossos a sustentação de todo nosso corpo.

Lembro quando iniciei meu tratamento com a Sucupira, que levou em torno de três anos para a cura de uma cirurgia não muito bem realizada nos ossos do meu quadril. Eu sonhei com suas flores roxas e rosáceas. Em pouco tempo ela

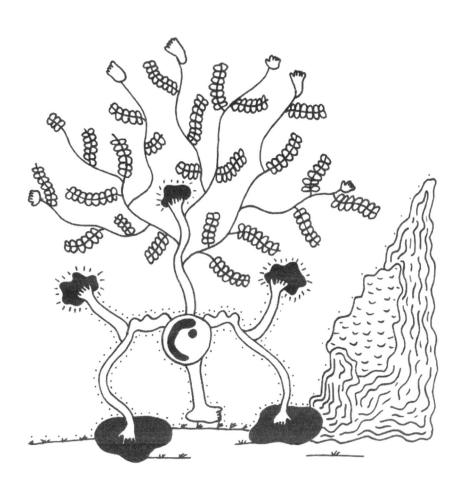

tornou-se uma das minhas árvores prediletas, pois em meses aliviou minha dor crônica de uma forma que nenhum tratamento alopático havia conseguido. De forma física e subjetiva ela "me colocou em pé novamente" e o grande medo da paralisia que os médicos falavam foi desaparecendo. Eu estava ali novamente, sendo capaz de sustentar meu próprio peso no meu próprio corpo.

Gosto de perceber a relação entre as articulações – que são justamente símbolos de adaptabilidade – e os ossos – que são a resistência – e o quanto ambos estão fisiologicamente interligados e codependentes.

A Sucupira é uma árvore que resiste a períodos de longas secas e solos compactados. Ela ensina que nem sempre o ambiente ao nosso redor irá proporcionar tudo que precisamos. Em momentos limitadores, a adaptabilidade é uma chave para a resistência.

Esses momentos limitadores aos quais me refiro, ou seja, os períodos de "seca", vão e vem para todos, em diferentes graus. Pode ser uma escassez afetiva, por não ter apoio, afeto e acolhimento necessários para o desenvolvimento; pode ser no âmbito material, com ausência de bens necessários e suporte; podem ser ligados à saúde, ou qualquer outra circunstância que torne o momento restritivo.

A Sucupira também é uma grande aliada aos períodos de mudanças. Para quando as estruturas parecem estar rachando, ou quando as rachaduras estão crescendo cada vez mais, e a sensação de queda iminente se aproxima. Ou simplesmente quando há necessidade de migrar de um ambiente para o outro e nessa transição de espaço parece não haver uma estrutura para se segurar. Como um barco saindo de uma terra firme e navegando para outra: ele sabe que outro solo firme o aguarda, mas teme o trajeto entre mundos, que é impalpável em alto mar. Ou como uma família que decide mudar e precisa atravessar um longo deserto até chegar na nova terra – será necessário enfrentar dificuldades e a caminhada da mudança pode ser exaustiva. Esses são exemplos de sensações de instabilidade que podem ocorrer com a necessidade de mudança. Pode ser uma mudança de terra, pode ser uma troca de casa ou até mesmo uma reforma – mudanças na estrutura. Assim como migrar de ambiente de trabalho, migrar de fase da vida – o jovem para o adulto, o adulto para o ancião...

Nem todos se sentem abalados com esse caminho entre mundos, mas a mudança pode ser como pilastras ruindo e caindo àqueles que se apoiam em estruturas sólidas para se sentirem seguros. A Sucupira fortalece a estruturação interna do indivíduo, para que ele não se afete demasiadamente com a estruturação externa sendo modificada.

EUCALIPTO

Eucalyptus globulus

Existem centenas de espécies de eucaliptos e parte delas ocupam a categoria de árvores mais altas do mundo. Neste livro, escolhi escrever sobre o Eucalipto Globolus, que pode chegar em até noventa metros de altura – uma espécie com muitos potenciais medicinais.

Os Eucaliptos são árvores que absorvem gigantescas quantidades de água em curto tempo, que os possibilita crescerem em regiões pantanosas – transformando o solo encharcado em terras cultiváveis. Em outras palavras, ele transforma água em madeira e eu acredito que isso explica muito seu trabalho na cura emocional.

A primeira vez que fiz o exercício de enxergar as plantas aromáticas como pessoas, enxerguei o Eucalipto como um

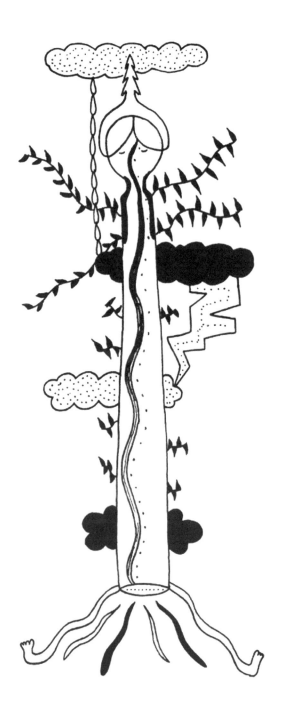

professor de letras corrigindo redações com um semblante muito sério. Só depois de alguns anos fui compreender a atuação dessa planta com a comunicação – e o porquê dessa seriedade ter sido apresentada a mim. O Eucalipto é um fornecedor de vitalidade intelectual, favorecendo o raciocínio para atividades mentais. Ele trabalha com as palavras de maneira organizada e digo até que ele disciplina nossos pensamentos.

Aqueles que possuem suas águas internas muito tumultuadas e emoções mal absorvidas, passam a ter "pântanos internos" cada vez maiores, dificultando tanto a estruturação quanto a comunicação. O exercício da fala é diretamente afetado, ficando atravancado, retraído e tímido. Ou então gera uma compreensão equivocada do que se diz, vivendo com a sensação de não ser bem interpretado. Para essas situações, o Eucalipto é muito amigável. Assim como para aqueles que possuem insegurança mental, temem ter seus pensamentos expostos e não se consideram inteligentes o suficiente para se expressarem.

Além disso, o Eucalipto é um aliado das visões panorâmicas. Perceba que é uma árvore tão alta que enxerga as situações com seu olhar visto lá de cima. Ele nos ensina a olhar a vida numa perspectiva mais distante e neutra. Às vezes, quando estamos dentro de uma situação com muitas emoções afloradas e não sabemos como seguir em frente, é importante olhá-la como um observador externo. Como alguém que sobrevoa a si mesmo e se observa de fora. O Eucalipto nos ensina sobre a impessoalidade. É desta maneira que ele auxilia o crescimento e o amadurecimento.

O Eucalipto é uma árvore de crescimento rápido, portanto nos auxilia a dar saltos na vida, a entender que podemos ir mais adiante. Para quando a caminhada vagarosa e cuidadosa já se tornou arrastada e lenta, ao ponto de paralisar e estagnar num mesmo ponto. Sabe quando precisamos de uma evolução mais direta ao ponto que queremos chegar? E que, para isso, precisamos deixar de lado as minúcias, o detalhismo, o medo e o perfeccionismo e ir adiante? Assim é o trabalho desse aroma tão fresco, que desbloqueia os medos relacionados ao futuro. Pois o Eucalipto vive no futuro.

PIMENTA ROSA
Schinus terebinthifolius

É a partir desse corpo, feito de pele, pelos, órgãos ocultos, texturas... é a partir desse corpo cheio de formato que nasce minha primeira casa. E se ao invés de dizermos que o corpo é a casa que habitam nossas emoções, dissermos que o corpo é quem cria nossas emoções? E se ele for, diretamente, o criador delas? Talvez, então, eu passaria a cuidar do meu corpo como a origem de tudo que sinto – reflexões na companhia da Pimenta Rosa.

Aqui está aquela que nos relembra a importância do prazer. Percebo o corpo como sua principal porta de entrada. Não somente através dos cinco sentidos, mas também através de tantos outros sentidos ainda não nomeados. O

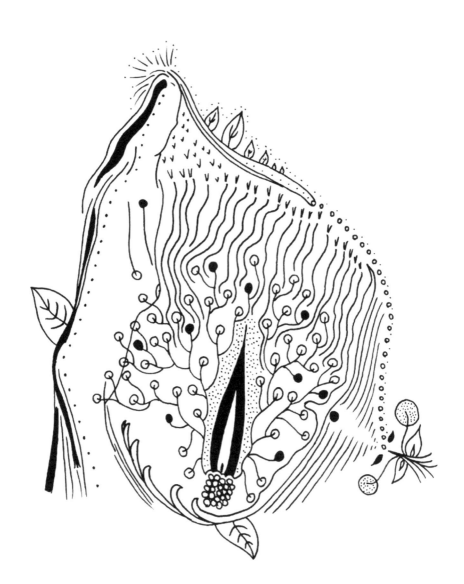

prazer depende do corpo para existir. A Pimenta Rosa ensina a fortalecermos nossa relação com ele: cuidar e oferecer o que ele necessita. Amar o corpo pode ser um ensinamento da Pimenta Rosa e ela nos mostra que há muitas camadas para isso.

Cuidar e amar o próprio corpo é ir além da aparência, da alimentação, do sono, práticas físicas ou qualquer um destes protocolos médicos muito limitados ao que diz respeito às necessidades emocionais de um corpo humano. Manter os bons níveis dos hormônios do prazer (serotonina, oxitocina, dopamina, endorfina) são importantes, mas a Pimenta Rosa ensina que amar o corpo é ainda um passo além. Há um lugar dentro de nós que o prazer gosta muito de morar: no diálogo interno, de você consigo mesmo, na voz que usa para falar com si próprio. Como é essa voz? Ela vive se cobrando, se criticando, se deteriorando... ou ela é uma voz amiga, companheira, que cuida e dá conselho? Pois é nesse ambiente do diálogo interno que o prazer decide se vai embora ou se fica.

Eis a questão central que a Pimenta Rosa me ensinou sobre o prazer: muitos o consideram um estado momentâneo e passageiro. Porque não conseguem tornar o ambiente interno atrativo para o prazer ficar por mais tempo. Ou então, uma situação ainda mais escassa: enxergam o prazer como uma mera recompensa depois de uma árdua atividade.

Como se fosse preciso renunciar o prazer para depois ganhar prazer – é como subtrair um e somar um: o resultado é zero. Não faz o menor sentido.

Entendi com a Pimenta Rosa que prazer não deve estar entre perder e conquistar, alternadamente.

Mas como ter prazer naquilo que não é prazeroso, mas necessário?

Veja, a princípio o prazer é um convidado. Convide-o para entrar nesses cômodos que ele não costuma ir. Atraia-o para ficar por mais tempo. É possível transformar o prazer de visitante para habitante, desde que você se comunique com ele – aconselha a Pimenta Rosa.

Portanto, o aroma da Pimenta Rosa é muito indicado para o amor próprio, para a libido, para auxiliar o corpo a se entregar. Mas, como não existem fórmulas nem plantas mágicas para o prazer, é necessário primeiramente descobrir por quais razões o prazer está bloqueado. São muitas aromáticas que possuem essa função, mas cada qual trabalha com raízes diferentes. A Pimenta Rosa atua nessa raiz do autocuidado – do corpo à voz que comunica com si mesmo.

LARANJA DOCE

Citrus aurantium var. dulcis

Expandir-se com graciosidade – a mistura entre a característica da expansão que os cítricos carregam, junto da amabilidade de um aroma adocicado. Unir acidez e doçura é um dom da Laranja Doce, que a faz ser uma fruta tão popular e adorada. Ela sabe o quão importante é o compartilhamento de dons, saberes e fazeres que cada um pode oferecer, assim como a importância do processo criativo. Bom senso, bom gosto e inspiração acompanham esse aroma tão versátil.

O conforto é uma palavra chave que costumo associar a Laranja Doce – confortar as emoções quando essas se apre-

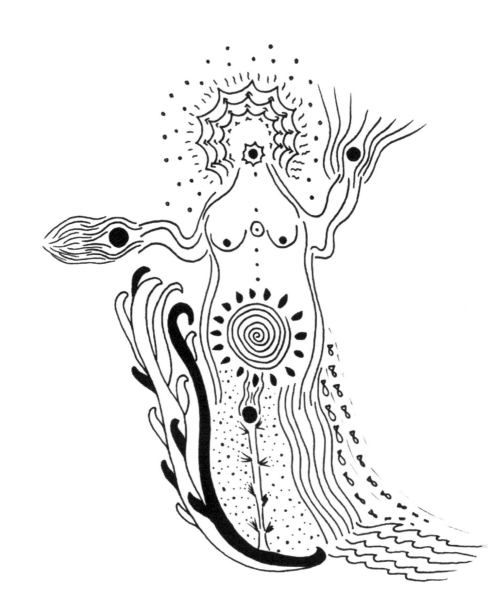

sentam embaralhadas, ainda difíceis de organizar. Nós visitamos esse lugar muitas vezes no decorrer da vida, quando passamos por momentos em que só conseguimos enxergar nós mesmos. Quando estamos em desequilíbrio, acabamos por nos frustrar porque "o mundo não está me atendendo do jeito e da forma em que eu preciso". Me parece com a imagem de uma pessoa que entra em um restaurante e tem pressa em ser atendido: se os garçons estão correndo de mesa em mesa, ela não os enxerga – apenas levanta uma reclamação de que não foi atendida no tempo em que ela gostaria. E assim, esse comportamento se estende para as relações: a carência em ser suprido, os olhos direcionados unicamente ao próprio umbigo, a incapacidade de perceber o outro.

A longo prazo, de tanto colocar a lupa voltada para dentro, a pessoa se isola e intensifica o grau das suas tormentas. É interessante relacionar isto com a inapetência, que nada mais é do que um sintoma físico de quem não quer receber nada que vem de fora, por exemplo, perdendo o apetite pelos alimentos. A Laranja recupera a força para trocar experiências com o mundo.

Sendo assim, pacientemente recupera-se o estado de ânimo e vai se instalando a compreensão de que tudo se resolve no seu respectivo tempo. Tenho uma amiga, Carolina Cortês, que é uma ótima personificação da Laranja Doce.

Ela criou uma santinha chamada Santa Aceitação, em que carrega as seguintes palavras: "Que eu possa respirar cada momento para entender o que acontece no presente. E, com o peito cheio de compaixão, entregar, confiar, aceitar a agradecer. Que eu possa sempre ter habilidade para dizer mais sim do que não. E que o novo começo de era, de gente fina, elegante e sincera, tenha início. Amém." – Essa Santa Aceitação vive dentro da Laranja Doce.

Através desse desapego, essa aromática nos ensina a estar entregue ao momento presente:

> *O que eu deixo de mim hoje no mundo, e o que o mundo traz para mim?*

É dessa forma que a Laranja Doce vai nos ensinando a viver um dia de cada vez.

Essa é uma aromática que busca evitar conflitos e busca estar próxima das relações nas quais se sente amada. Nos ensina a lidar com o sentimento de rejeição de uma maneira mais simples: ao invés de tratá-lo como um bicho de sete cabeças, às vezes basta seguir o comando de "viver onde os afetos vivem", desapegando de ciclos viciosos de dor. Pois assim, como os cítricos em geral, o desapego também é uma virtude da Laranja.

Sua energia carismática e afetuosa auxilia a nos aproximarmos das pessoas de uma maneira agradável – muito útil para os que têm tendências melancólicas e acabam se afastando de relacionamentos por não se verem na posição de boas companhias. Eu considero uma excelente aromática para aqueles que estão buscando novas amizades ou estreitar vínculos com pessoas conhecidas.

Já no tema do coração, a Laranja Doce o auxilia a se despedir dos espaços pequenos, em que não pode pulsar o quanto gostaria, para então encontrar lugares mais espaçosos. Esse coração se liberta do passado que o comprime, torna-se um coração mais cítrico, mais imune a repetir traumas e feridas. Assimila as lições do passado e agora preenche as lacunas das cicatrizes com confiança. O coração com Laranja Doce, sem temer a rejeição ou se importar com os julgamentos, caminha em direção a novas experiências.

ANIS ESTRELADO
Illicium verum

O Anis Estrelado é um fruto aromático utilizado a centenas de anos como uma especiaria. Seu aroma inspirador compõe sua energia expansiva. Muitos associam esse formato estrelar do anis com sua capacidade de ligar o indivíduo a energias "tão elevadas quanto às estrelas", aumentando o poder intuitivo.

No corpo físico atua nas partes superiores e se conecta com a respiração, sendo um ótimo descongestionante e expectorante. Já seu toque amadeirado, quente e feminino, nos entrega um poder visceral do Anis em trabalhar com os temas da sexualidade. A nossa energia sexual é o fio conector com a terra. Ela é o cordão umbilical que nos liga à

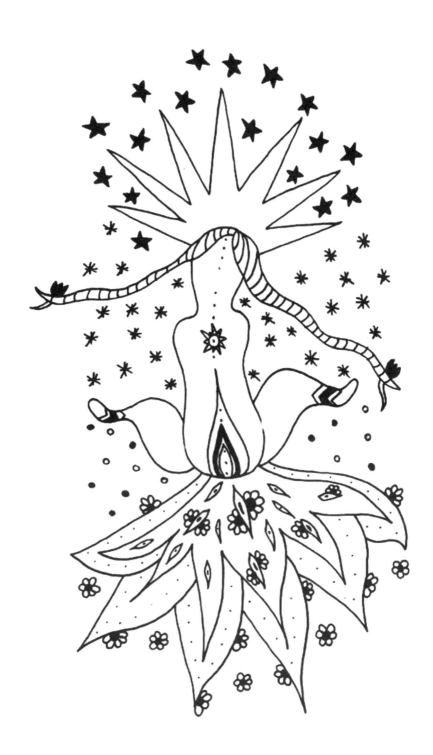

matéria, que nos faz apreciar o simples fato de estarmos vivos. Cada um escolhe a forma como irá utilizar essa energia, mas mantê-la cuidada para ter boa saúde física e emocional é uma condição para todos. E para o Anis Estrelado, mantê-la cuidada é mantê-la em circulação.

A repressão sexual é um tema com diversas camadas – os medos por trás desta poderosa energia podem ser frutos de abusos, de discursos religiosos puritanos, medo da concepção, inseguranças físicas, culpas, medo de rejeição, humilhação... O Anis Estrelado vem para fazer desbloqueios e localizar as estagnações dessa nossa natureza para que ela possa fluir sem medo. Veja bem, ter trocas sexuais não é sinônimo de estar com a sexualidade desbloqueada - quanto mais a utilizamos como descarga, mais longe estamos de conhecer suas potências curativas. Desbloqueá-la envolve derrubar couraças até enxergarmos a origem de nossas travas. Pode ser um processo solitário ou em união, desde que caminhe para a nudez mais funda de si, para nela encontrar a real capacidade de se doar.

> *Sexualmente dizendo, existe um vão entre agir e sentir.*
> *O confiante em agir se torna um narcisista. O confiante*
> *em sentir é um navegante –* diz o Anis Estrelado.

A importância do sentir e da livre expressão das emoções é algo fundamental para os desbloqueios da sexualidade. O Anis Estrelado é uma planta capaz de nos fazer sentir novamente. Ele trabalha na polaridade entre doar e receber, para que seja equilibrada. Seu aroma é muito indicado para começos de relacionamentos, em que pode existir um medo imanente relacionado a traumas anteriores. Indicado para relações que ambas as partes se desconectaram, que já não se vulnerabilizam mais um diante do outro, ou alguma relação de força e dominação passa a tomar frente. Indicado para aqueles que estão fazendo descobertas em solitude, para os que precisam aprender a se enxergar atraentes sem depender do olhar do outro e também para os que tem dificuldade em dar outras formas para sua energia sexual: como, por exemplo, criações artísticas. O Anis Estrelado, por fim, estende nosso cordão sexual tanto com a terra quanto com o céu – abrindo possibilidades de conhecer uma sexualidade um tanto quanto cósmica.

MANEIRAS DE SE RELACIONAR COM AS ERVAS AROMÁTICAS

Existem muitas maneiras de se conectar com a alma das plantas aromáticas. Banhos, vaporizações, chás, águas aromatizadas, defumações e o uso de seus óleos essenciais. Não vou discorrer sobre cada uma delas nesse livro, pois possuem particularidades mais profundas em seus usos. Mas compartilho duas formas que considero ótimas para receber a atuação psicoemocional das plantas aromáticas.

A primeira é através do nosso olfato, que ao receber as moléculas dos óleos essenciais, consegue enviá-las para nosso sistema límbico – essa região cerebral responsável por nossas emoções, memórias, sentimentos, regulações hormonais e até mesmo nosso comportamento social. Ao utilizarmos entre 1 a 3 gotas de óleo essencial em um pequeno pedaço de algodão, dentro de um colar aromático, estamos enviando a mensagem da planta para dentro de nosso organismo. Nesse formato de uso, a janela de tempo é fundamental, por exemplo: 3 horas por dia de uso, 3 vezes ao dia, ou por menos tempo e mais vezes. Muitas empresas de óleos essenciais estão disseminando informações completamente irresponsáveis quanto a maneiras de uso, quantidade e janelas de tempo exageradas e arriscadas para nossa saúde, tendo em vista que os óleos essenciais, se utilizados em excesso, podem causar efeitos colaterais como dores de cabeça, alergias ou enjoos. A melhor forma de saber sobre janela de uso, dosagem e pausa é consultando um aromaterapeuta, já que isso varia de acordo com cada pessoa e com cada óleo essencial a ser utilizado.

A segunda indicação é entrar em contato com o espírito vegetal através do *spray* diluído do óleo essencial, que ao ser borrifado periodicamente em nosso corpo, também atua em nosso campo energético e emocional. Basta diluir entre 5 a 10 gotas de um único tipo de óleo essencial em 30ml de álcool de cereais e armazenar por uma semana em um frasco de *spray* de vidro. Após esse período, borrifar no corpo aproximadamente 3 vezes ao dia. Essa é uma forma econômica e segura de diluição, recomendada para usos mais prolongados. Observação importante: recomendo o estudo com uma espécie de cada vez para melhor percepção de sua atuação.

A alta diluição é um princípio da homeopatia que eu considero muito válido quando se quer que os espíritos vegetais atuem nas camadas mais profundas de nosso ser, pois assim o contato com a planta pode ser feito por períodos mais longos, e não será a quantidade de óleo essencial assumindo o controle da atuação, e sim a sua presença periódica e contínua.